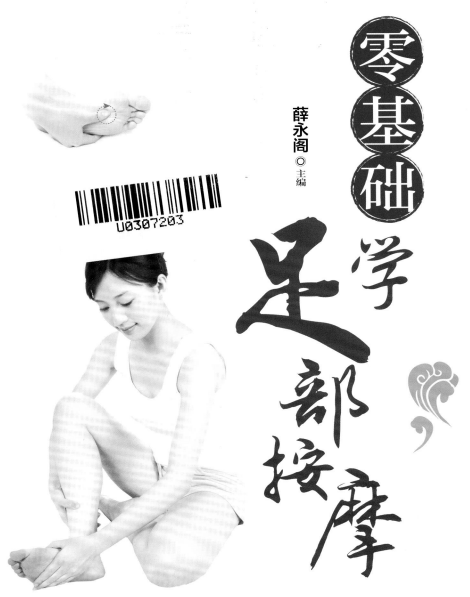

零基础学

薛永阁 ◎ 主编

足部按摩

化学工业出版社
· 北京 ·

U0307203

本书采用图文并茂的方式，重点介绍了足部按摩的手法、穴位和反射区，足部按摩的注意事项，足部按摩的适应证和禁忌证等内容，并针对34种常见病症，提供了大量实用安全、通俗易懂的足部按摩方法，让读者看过后就能立刻实践，享受自我按摩或者给家人按摩带来健康的乐趣！

图书在版编目（CIP）数据

零基础学足部按摩/薛永阁主编． —北京：化学工业出版社，2016.10

ISBN 978-7-122-27954-5

Ⅰ．①零…　Ⅱ．①薛…　Ⅲ．①足-按摩疗法（中医）　Ⅳ．①R244.1

中国版本图书馆CIP数据核字（2016）第206712号

责任编辑：邱飞婵　　　　　　　　　　装帧设计：史利平
责任校对：王素芹

出版发行：化学工业出版社（北京市东城区青年湖南街13号
　　　　　邮政编码 100011）
印　　装：北京瑞禾彩色印刷有限公司
850mm×1168mm　1/32　印张3　字数75千字
2016年11月北京第1版第1次印刷

购书咨询：010-64518888（传真：010-64519686）
售后服务：010-64518899
网　　址：http://www.cip.com.cn
凡购买本书，如有缺损质量问题，本社销售中心负责调换。

定　　价：18.00元

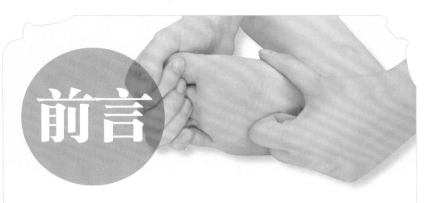

前言

足部按摩是我国传统疗法的精华，也是祖国医学的宝贵遗产。其主要优点有四：其一，足部按摩属于绿色疗法，安全可靠，无任何副作用；其二，足部按摩方法简单，适合任何人群，可在家里操作；其三，足部按摩没有任何痛苦，并且在保健治疗中被按摩者或自我按摩者都可以得到舒适、轻松、愉快的享受；其四，足部按摩经济有效，可以治病防病、强身健体。

足部按摩虽然程序简单，却与任何一种保健方法一样，如果没有专业性的指导，就很容易出错；如果不会科学运用，也难以获得最佳效果。因此，学习和掌握足部按摩的基本知识是必不可少的。

应该说明的是，本书采用"足部按摩"作为疗法的名称，但实际操作超出了"足"的范围，同时也对小腿穴位进行按摩。

本书摒弃了晦涩难懂的医学专业术语，深入浅出地介绍了足部按摩的基础知识和一些常见症状及疾病的按摩方法。编写过程中，我们力求文字通俗易懂，指示详尽，让人一学即会。其鲜明的特色在于，每种方法都配以插图，以图解的方式引导读者怎样施展捏、揉、掐、按等疗病技巧，从而避免进入盲区。健康人人需要，按摩人人能学。我们希望读者通过阅读本书，使按摩切切实实地为人们的健康服务。

祖国传统医学博大精深，中医按摩有着悠久的历史，本书所载仅为沧海一粟，如有不当之处，敬请广大读者批评指正。

编者
2016年7月

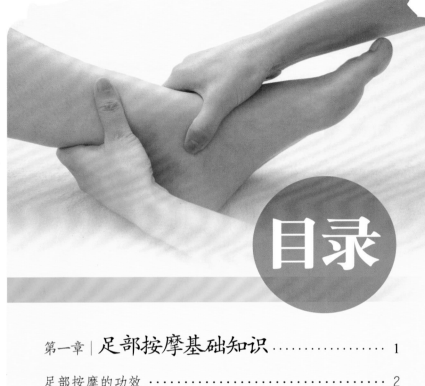

目录

第一章 | 足部按摩基础知识 ····················· 1

足部按摩的功效 ···································· 2

足浴，保健按摩的"协助者" ························· 3

足部按摩的常用手法及要领 ························· 5

足部按摩的方法与须知 ····························· 9

足部按摩的适应证和禁忌证 ························ 11

足部反射区及下肢常用穴位 ························ 13

第二章 | 常见病症的足部按摩疗法 ·· 21

落枕 ···································· 22

中暑 ···································· 24

感冒 ···································· 26

咳嗽 ···································· 28

慢性支气管炎 ·························· 30

支气管哮喘 ···························· 32

冠心病 ································· 34

高血压病 ······························ 36

呃逆 ···································· 38

食欲缺乏 ······························ 40

慢性胃炎 ······························ 42

便秘 ···································· 44

痔 ····································· 46

头痛 ···································· 48

失眠 ···································· 50

三叉神经痛 ···························· 52

坐骨神经痛 ···························· 54

足跟痛 ································· 56

骨质疏松症 ···························· 58

糖尿病 ································· 60

高脂血症 ······························ 62

肥胖 ···································· 64

视力下降 ·················· 66

慢性鼻炎 ·················· 68

牙痛 ·················· 70

慢性咽炎 ·················· 72

耳鸣 ·················· 74

痤疮 ·················· 76

痛经 ·················· 78

月经不调 ·················· 80

更年期综合征 ·················· 82

阳痿 ·················· 84

遗精 ·················· 86

前列腺增生 ·················· 88

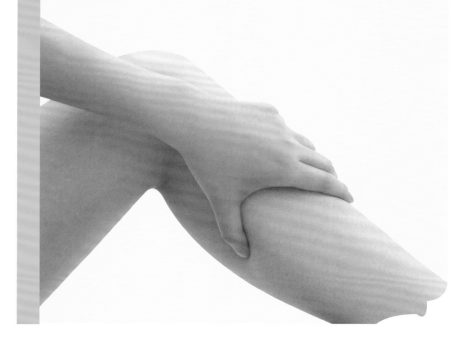

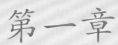

第一章

足部按摩基础知识

中医经络学认为，连接人体五脏六腑的12条经脉，其中有6条起止于足部，并与足上的66个穴位相贯通。可以说，足部就是全身器官的反射区。经常进行足部按摩，刺激足部相对应的穴位及反射区，能起到平衡阴阳、引导气血、疏通经脉、强身健体的作用。

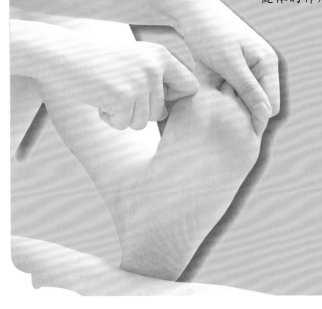

足部按摩的功效

足部是人体健康的"晴雨表"，也是最理想的按摩区，其表面积大小和组织结构非常适于搓揉，因此足部很自然地成为了按摩的重要施术部位。足部按摩不需要任何药物、器械，只要运用相应的按摩手法刺激这些穴位和反射区就可以达到防病治病、自我保健之功效，可谓大自然赋予人类的良医神术，其对人体的益处不胜枚举。

(1) 调理脏器　按摩时通过各种刺激，使能量传递到有关脏器，对出现异常的脏器加以调整，这是足部按摩疗法的重要依据。

(2) 预防疾病　足部按摩可促进血液顺畅、气血循环，以恢复体内各个生理系统的功能，使内分泌、消化、吸收、循环、排泄等系统都正常工作，从而提高人体的抗病能力。

(3) 止痛、安神　中医认为，如果人的气血运行发生阻塞，就会引起各种疼痛。足部按摩可调气血、通经络，调动人体的抗痛能力，从而达到止痛的作用。同时，足部按摩又能修复已经紊乱的生理系统，使生理功能按照"既定计划"运作，全身气血通彻，起到止痛、安神的功效。

(4) 改变体质　在膝关节以下部位，分布着丰富的血管、神经、淋巴管及经络脉网。对其进行整体按摩，不但能使足部功能增强，还能使整个机体得以调整，保持旺盛的新陈代谢，从而全面消除病痛，达到增强体质、改变体质的目的。

(5) 养颜美容　足部按摩可以使血液循环加快，血流量、肺通气量和耗氧量增加。还可以促进器官组织代谢，排除体内有毒物质，使脸色红润而有光泽，达到养颜美容的目的。

由此可见，人们把足比作"第二心脏"是有道理的。随着现代生活节奏的加快，工作压力的不断增加，很容易引起诸多不适：失眠、便秘、头痛、脱发、疲劳等，在了解了足部按摩的神奇功效后，在药物副作用增多和药源性疾病缤纷而至时，我们不妨尝试一下这种"绿色疗法"，也许能为自己及家人的健康带来意想不到的效果。

足浴，保健按摩的"协助者"

中医专家告诉我们："一年四季皆为沐足天"，可见足浴的养生价值之高。

足浴可分为普通热水足浴法和药浴法。普通热水足浴法是通过水的温热作用刺激足部各穴位；药浴法则是将中药汤剂兑入热水后进行熏蒸和浸泡。无论哪一种足浴方法，都是利用内病外治的原理，起到调节内脏功能，促进全身血液循环，改善毛细血管通透性，改善全身组织的营养状况，加强机体新陈代谢的作用。

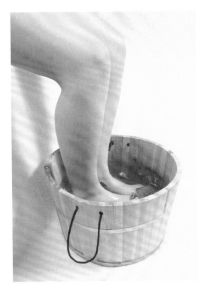

足浴与足部按摩是相辅相成的，若在按摩前用中药或热水进行半小时左右的足浴保健，可以使很多肌肉，尤其是腿部肌肉做连续收缩和放松，促使肌肉中的大量血管也跟着连续收缩和舒张，增进肌肉的运动效率，加强氧的吸收及有效利用，令血液循环更趋于理想化，辅助足部按摩发挥最佳效果。尤其是有神经衰弱、失眠、周期性偏头痛、痛经、肾功能不全、膝踝关节麻木、肾虚、腰酸、腿软、气管炎、慢性支气管炎、冠心病、动脉硬化等病症的人群，若每次

在足部按摩前坚持用热水或中草药泡脚，可以逐步恢复健康。

在进行足浴时要注意以下几点。

① 水的温度不宜太高，否则会烫伤皮肤或引发虚脱现象。水的最佳温度应控制在38～43℃的范围内。对于一些昏迷、生活不能自理者，用凉水浴足对血管有收缩作用，从而有利于健康。

② 有人喜欢在足浴时用力搓擦足部肌肤，这样会造成表皮细胞损伤，使皮肤的抵御能力下降，并且在皮肤细胞破损处发生感染。

③ 足浴时很多人会全身出汗，这时候要注意避风，否则不仅会引起感冒，还可引起腰腿痛，成为难以治愈的慢性病。

④ 饭前、饭后30分钟不宜进行足浴。因为足浴时身体会消耗很多热量，尤其在空腹时，体内的糖原量较少，若进行足浴会引起低血糖反应；饭后立即足浴则会抑制胃液的分泌，从而妨碍食物的消化和吸收。

⑤ 足药浴治疗时，有些中草药外用会使一些特异体质人群出现皮肤发红、瘙痒等过敏反应。对足浴中药过敏者应禁止用药。

⑥ 有传染性皮肤疾的患者，如足癣患者，应注意自身传染和交叉传染的可能。同一家庭成员，最好各自使用自己的浴足盆，以防止交叉感染。

⑦ 由于足部及下肢血管扩张，血容量增加，可引起头晕、目眩等症状，这时可用冷水洗足，使足部的血管收缩，血液流向头部，缓解头部缺血症状。

⑧ 患有严重心脏病者，足部有炎症、外伤者，脑出血未治愈者，对温度失去知觉者，严重脑血栓患者，出血性疾病患者等，都不适合做足浴。

足部按摩的常用手法及要领

　　按摩手法种类随着学派的不同而各异，有的名称相同，但动作不同，有的动作相同，而名称不同。为了便于掌握，应用方便，这里介绍中医常用的临床按摩手法及其操作要领。

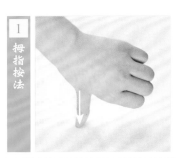

1 拇指按法

　　拇指按法是以拇指置于经穴或其他部位，逐渐用力加压的手法。

操作要领　按法要既平稳又有节奏，垂直按压，固定不移，由轻到重，稳而持续，忌用暴力，以局部有酸胀感为度。

2 点法

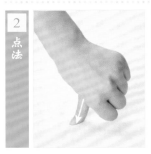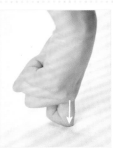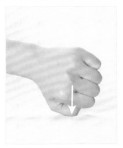

　　点法是用指端、示指（以下称食指）的指间关节突起部分或拇指关节背面突起处点压施术部位的手法。包括拇指点法、屈食指点法、握拳点法等。

操作要领　点法要用中等力度刺激，由轻至重，不可猛然用力，以局部有胀痛感为宜。操作时间宜短，点到即止，每次点按后要停留片刻再离开。

屈食指除了用于点法外，也可以用于推（刮）压、按法，按摩的力度也要均匀而灵活，采取中度或重度的力量。若不熟练，速度可以稍慢一些，以加强渗透力。以感到酸胀或酸痛为宜。

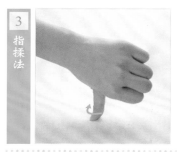

3 指揉法

指揉法是以拇指、食指或中指指腹吸定于一定部位或穴位，做轻柔缓和的回旋运动的手法。

操作要领 指揉法要紧贴皮肤，利用前臂、腕关节的摆动回旋活动，动作要轻柔缓和，不要摩擦。

4 擦法

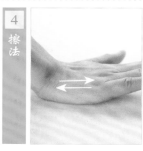 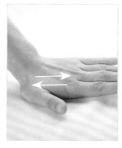 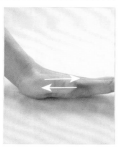

擦法是以手掌掌根或大、小鱼际吸定身体一定部位，沿直线方向往返摩擦，产生一定热量的手法。

操作要领 擦法按摩要利用肩肘关节屈伸运动，使前臂前后推动，推动线路要长而直，来回推擦，不可歪斜；擦时需配合按摩介质，既保护皮肤，又可提高疗效。

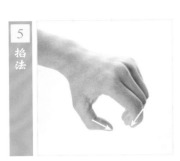

5
掐法

掐法是用拇指和食指指甲相对用力按压穴位的手法。

操作要领 掐法应逐渐加重，力度以酸胀为宜，不可突然用力，持续时间不宜太长，以免掐破皮肤。掐后常继以揉法，以缓和刺激。

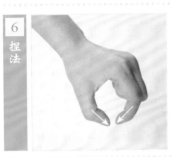

6
捏法

捏法是用拇指和食指或其余四指相对用力捏挤穴位或某一部位的手法。

操作要领 捏法按摩时，腕关节要放松，手指相对用力，逐渐加大力道，不可用蛮力。

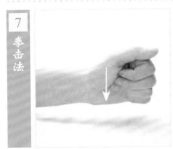

7
拳击法

拳击法是手握拳，腕伸直，轻轻叩击体表部位的手法，又叫叩法。

操作要领 腕关节要放松，摆动灵活。拳击法要垂直用力，快速而短暂，有节律性，不能有抽拖动作。手法熟练时，可发出清脆的响声。

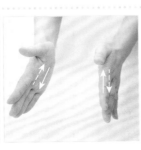

8
搓法

搓法指用双手掌面夹住施术部位，相对用力做快速搓揉，同时上下往返移动的手法。

操作要领 双手用力要均匀，方向相反。揉搓动作要快，但在足部的移动要慢。搓揉动作要灵活而连贯。

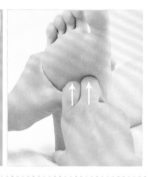

9 双指（单指）钳法

双指钳法是指左手固定按摩部位，右手食指、中指弯曲呈钳状，夹住左手的拇指，对被施术部位施力按摩。单指钳法手法基本相同，区别是施力的手指只有食指。

操作要领 实施双指钳法操作时，注意钳合力度，力度逐渐加重至人体可承受范围。

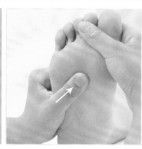

10 拇指指腹推法

拇指指腹推法是指一手固定按摩部位，以另一手的拇指指腹为施力点推揉反射区。

操作要领 操作时要有节奏感，力度适中，不要忽快忽慢。

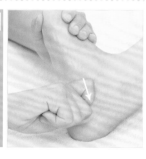

11 食指刮压法

食指刮压法是指一手固定按摩部位，另一手食指弯曲呈镰刀状，用食指桡侧缘施力刮压按摩。

操作要领 刮压时食指桡侧始终不要离开皮肤。刮压的方向保持水平，同时避免指甲刮伤皮肤。

温馨提示 以上介绍的是单一手法，按摩中还有复合手法。复合手法是采用两种以上（含两种）按摩手法对同一部位进行按摩的手法，一般都是先采用刺激性较强的手法，然后再采用刺激性较弱的按摩手法，依次递减。由于复合手法是对同一部位的反复操作，因此要注意按摩量的掌握。

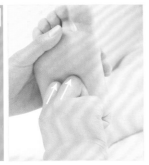

12 双指（多指）点按（刮）法

双指点按（刮）法是指一手固定按摩部位，另一手拇指腹固定于食指挠侧，其余四指屈曲，以食指、中指的第一指间关节（多指可增加无名指、小指）顶点或向下施力按摩。

操作要领 点压垂直用力，刮法力求力度深透，可先按一下后再移动。操作要有节奏感，不宜忽快忽慢。

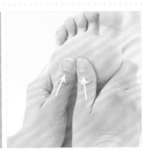

13 双拇指指腹推压法

双拇指指腹推压法是指用双手握住足部，将拇指放在足底某处，其余四指置于足背，双手拇指同时施力推压。

操作要领 注意双手拇指同时均匀施力，其余四指可适当辅助推压操作。

足部按摩的方法与须知

按摩看上去是一项简单的活动，其实不然，科学的按摩在讲究方法的同时还必须要掌握一定的原则，主要有以下四个方面。

1 掌握按摩的要领

足部按摩需要掌握技巧，只有通过正确的手法进行按摩，才可以起到消除不适或常见疾病的效果，反之，如果方法不正确，如按摩的力度过大、速度过快等，都会导致患者病情加重。因此，在进行足疗保健时，要严格遵照"实者泻之，虚者补之"的按摩原则，对体质较好的患者适当采用力度较强的刺激手法，对体弱多病的患者则需采用力度较弱的刺激手法。

足部按摩过程要始终做到由轻至重、先柔后刚、刚柔相济、透达深层，在保证治疗效果的前提下使患者尽量感到舒适，这也是手法讲求技巧的重要性所在。

2 掌握按摩的时间

按摩时间以个人感到舒适轻快为度。施治时间一般不宜过长，以30～45分钟为宜。当然，这只是参考数值，足部按摩时间一定要根据个人的体质、病史长短、病情轻重、实际需要来决定。身体越是虚弱的人，按摩时间越需要斟酌。特别严重的心、肝、肾疾病患者，按摩时间应缩短为10～15分钟。

3 掌握按摩的频率

按摩的频率高指的是按摩的手法很快，来回摆动的幅度小，作用的面积也少，对于患有急症、实证患者，有活血、化瘀、止痛的功效，这种手法可以使神经系统由兴奋状态转为抑制状态，属于"泻法"；按摩的频率低指的是按摩的手法很慢，作用面积广，适用于一些慢性病和虚证，有补充机体元气的功能，可以促使神经由抑制状态变为兴奋状态，称之为"补法"。

值得一提的是，太快的手法不容易使力量深入反射区和穴位，如果运用得不好还会使被按摩者产生一系列不适症状。因此，在操作不熟练的情况下，应尽量避免使用快手法。

4 掌握按摩的力度

按摩的力度与疗效有着密切的关系，力度太小达不到刺激量，不能引起适当的反应；力度过大则会造成神经紧张或麻木、肌肉损伤，使得按摩所产生的神经传输讯号无法正确传递给机体，从而造成机体功能紊乱，无法实现预期的效果。

足部按摩时一般指压的平均力度是3～5千克，需要根据个人的忍耐力，在最大的限度内取得最好的效果。手法要由轻到重，慢而有规律地尝试，给被按摩者以安全、舒适的感觉。

使用重手法时千万要缓慢而沉稳，所用的力度一定要在被按摩者所能忍受的范围之内，否则被按摩者会痛得受不了，出现冒冷汗、心情烦躁，甚至痉挛等"应激反应"。

对于一些肌肉丰厚的患者，按摩的力量不足往往达不到治疗目的，特别是一些女性按摩师本身力量就小，想要达到适宜的刺激量基本很难。这就需要一些技巧来弥补力量上的不足。可以在按摩小腿等肌肉较为丰厚的部位，选择一些刺激量较大的手法，这样做不仅省力，还会取得好的效果。

足部按摩的适应证和禁忌证

足部按摩对于全身系统的各种功能性病变的治疗效果十分显著，但无论哪一种疗法，都有自己的适用范围，也同时存在一些禁忌事项。

1 足部按摩的适应证

足部按摩疗法主要适用于以下几方面的病症。

① 各种内科疾病，如消化功能紊乱、消化性溃疡、失眠、高血压病、糖尿病等。

② 各种外科疾病，如软组织损伤、椎体骨质增生、前列腺疾

病等。

③ 各种妇科疾病，如月经失调、子宫肌瘤、更年期综合征等。

④ 各种儿科疾病，如大脑发育迟缓、脑瘫、反复性呼吸道感染、注意力涣散等。

⑤ 各种神经官能症和各种神经痛。

⑥ 各种过敏性疾病，如过敏性哮喘、变应性皮炎、鼻炎等。

⑦ 各种炎症，如上呼吸道感染、支气管炎、皮炎、乳腺炎、淋巴管炎、脉管炎等。

⑧ 对药物过敏或者产生抗药性的患者，不能以内服药或注射药物进行治疗的病症。

⑨ 一些需要手术治疗，但由于某些原因暂时无法手术的患者。

2 足部按摩的禁忌证

足部按摩虽然优点很多，但也不能包治百病，尤其是以下病症禁忌足部治疗。

① 各种严重精神病患者，因为稍有疼痛即可引发惊狂。

② 各种严重的出血性疾病患者，如脑出血、消化道出血、支气管扩张出血、内脏出血、子宫出血等。

③ 急性心肌梗死，严重的心、肝、肾功能衰竭。

④ 各种外科疾病，如骨折、关节脱位、急性阑尾炎、腹膜炎、肠穿孔等。

⑤ 各种传染性疾病，如肝炎、结核、流行性脑脊髓膜炎（流脑）、乙型脑炎（乙脑）、伤寒、性传播疾病等。

⑥ 各种中毒者，如煤气、药物、食物中毒及蛇毒、狂犬病等。

由于上述病症病情急迫、严重，所以应立即送往医院救治，不可贻误最佳救治时机，足疗可用于患者康复阶段的辅助治疗。

足部反射区及下肢常用穴位

1 反射区

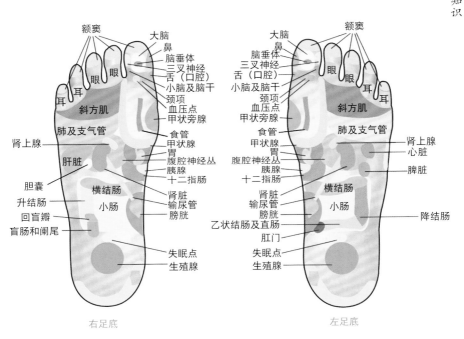

右足底

左足底

- **大脑** 位于足底，双足蹬趾第一节螺纹面，右脑反射区在左足趾，左脑反射区在右足趾。
- **额窦** 位于双足底的五趾靠尖端约1厘米的区域。左额窦反射区在右足上，右额窦反射区在左足上。
- **小脑及脑干** 位于双足蹬趾趾腹根部靠近第2趾骨处。左侧小脑及脑干反射区在右足上，右侧小脑及脑干反射区在左足上。

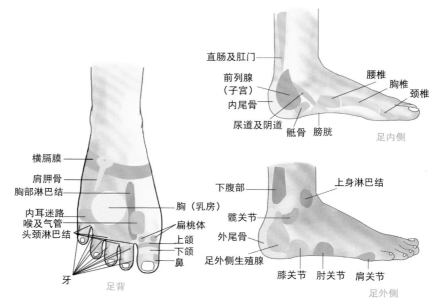

直肠及肛门　腰椎
前列腺（子宫）　胸椎
内尾骨　颈椎
尿道及阴道　骶骨　膀胱
足内侧

横膈膜
肩胛骨
胸部淋巴结
内耳迷路
喉及气管
头颈淋巴结
牙
足背
胸（乳房）
扁桃体
上颌
下颌
鼻

下腹部　上身淋巴结
髋关节
外尾骨
足外侧生殖腺
膝关节　肘关节　肩关节
足外侧

- **脑垂体**　位于双足踇趾趾腹正中央，大脑反射区正中心。
- **三叉神经**　位于双足踇趾末节外侧缘上中段，远侧与额窦反射区外侧重叠，在小脑及脑干反射区上方。右侧三叉神经反射区在左足上，左侧三叉神经反射区在右足上。
- **颈项**　位于双足踇趾趾根的区域，第1、第2趾骨节缝绕踇趾根部一圈位置。右侧颈项的反射区在左足，左侧颈项的反射区在右足。
- **眼**　位于双足第2、第3趾骨的根部，包括足底及两侧面。左眼反射区在右足上，右眼反射区在左足上。
- **耳**　位于双足第4、第5趾根部，包括足底及两侧面。左耳反射区在右足上，右耳反射区在左足上。
- **斜方肌**　位于双足底第1趾骨起到外侧肩关节反射区之间，成横带状。
- **甲状腺**　位于双足足底，第1跖骨与第2跖骨之间弯向远端的带状区域。

- 甲状旁腺　位于双足足底内缘，第1跖趾关节前方的凹陷处。
- 肺及支气管　位于双足斜方肌反射区后方（向足跟方向），自甲状腺反射区向外到肩关节反射区处约一横指宽的带状区域。
- 胃　位于双足底第1跖骨关节后方约一横指宽的区域。
- 胰腺　位于双足足底，第1跖骨中下段，在十二指肠反射区和胃反射区之间。
- 十二指肠　位于双足底第1跖骨最后一段，胃反射区和胰腺反射区的后方。
- 胆囊　位于右足底第4、第5跖骨间，肝脏反射区的深部。
- 肝脏　位于右足底第4、第5跖骨之间。
- 腹腔神经丛　位于足底中心区，在肾脏反射区与胃反射区周围。
- 肾上腺　位于双足底第1跖骨与跖趾关节间，足底"人"字纹交叉点凹陷处。
- 肾脏　位于双足足底，第2、第3跖骨近端的1/2处，即足底的前中央凹陷处。
- 输尿管　位于双足足底，在膀胱反射区和肾脏反射区之间，呈线弧形状的片区。
- 膀胱　位于足内踝前下方，双足内侧舟状骨下方，蹈展肌侧旁突出处。
- 小肠　位于双足足底，楔骨至跟骨之间的凹陷处，为升结肠反射区、降结肠反射区、横结肠反射区、乙状结肠及直肠反射区所包围的部分。
- 横结肠　位于两足底中间，横贯足底的带状区域。
- 升结肠　位于右足足底，小肠反射区外侧的带状区域。
- 降结肠　位于左足足底，小肠反射区外侧的竖带状区域。
- 乙状结肠及直肠　位于左足足底跟骨前缘的横带状区域。
- 盲肠和阑尾　位于右足底跟骨前缘外侧，第4、5趾间的垂直线上。

- 回盲瓣　位于右足底跟骨前外侧，盲肠和阑尾反射区的远心端。
- 肛门　位于左足底跟骨前缘，乙状结肠及直肠反射区末端，与膀胱反射区相邻。
- 心脏　位于左足底第4、第5跖骨间，肺及支气管反射区的后方。
- 脾脏　位于左足底第4、第5跖骨之间，距离心脏反射区下方一横指处。
- 生殖腺　位于双足足底，跟骨的中央处。
- 血压点　位于双足颈项反射区的中部。
- 食管　位于双足底第1跖趾关节上下方。
- 舌（口腔）　位于双足蹈趾第一节底部内缘，靠近蹈趾趾间关节的下方，邻近血压点的内侧。
- 失眠点　位于双足足底跟骨中央，在生殖腺反射区的前方。
- 鼻　位于双足蹈趾腹内侧延伸到蹈趾甲的根部，趾间关节前。左鼻反射区在右足，右鼻反射区在左足。
- 胸部淋巴结　位于双足足背第1跖骨及第2跖骨间缝处。
- 内耳迷路　位于双足足背，第4跖骨和第5跖骨骨缝的前端，止于第4、第5跖趾关节。
- 胸（乳房）　位于双足足背，第2、第3、第4跖骨所形成的区域。
- 横膈膜　位于双足足背，跖骨、楔骨、骰骨关节处，横跨足背的带状区域。
- 扁桃体　位于双足足背蹈趾第2节上，肌腱的左右侧。
- 上颌　位于双足足背，蹈趾趾间关节横纹前方一条横带状区域。
- 下颌　位于双足足背，蹈趾趾间关节横纹后方一条横带状区域。
- 喉及气管　位于双足足背第1、第2趾趾关节处。
- 肩胛骨　位于双足足背，沿第4跖骨与第5跖骨之间延伸到骰骨的带状区域。

- 牙　位于双足除踇趾外其余各趾的两侧。
- 头颈淋巴结　位于双足各足趾间的跖骨根部，呈凹字形，足底足背两面均有。
- 前列腺（子宫）　位于足跟骨内侧，踝骨后下方的三角形区域。
- 尿道及阴道　位于双足足跟内侧，自膀胱反射区斜向上延伸至距骨与足舟骨之间隙。
- 颈椎　位于双足踇趾根部内侧横纹尽头处。
- 胸椎　位于双足足弓内侧缘，第1跖骨头下方到第1楔骨前。
- 腰椎　位于双足足弓内侧缘楔骨至舟骨下方，上接胸椎反射区，下连骶骨反射区。
- 骶骨　位于双足足弓内侧缘，起于足舟骨后方，经距骨下方到跟骨前缘，前接腰椎反射区，后连内尾骨反射区。
- 内尾骨　位于双足足底内侧，沿跟骨结节后方内侧的带状区域。
- 直肠及肛门　位于胫骨内侧后方，踇长屈肌腱间，从踝骨后方向上延伸四横指的带状区域。
- 肩关节　位于足底外侧第5跖趾关节处。左肩关节反射区在右足，右肩关节反射区在左足。
- 肘关节　位于双足外侧第5跖骨粗隆的前、后两侧。
- 膝关节　位于双足外侧，骰骨与跟骨前缘所形成的凹陷处。
- 足外侧生殖腺　位于双足外踝后下方的直角三角形区域。
- 髋关节　位于双足外踝下的弧形区域。
- 上身淋巴结　位于双足外侧踝关节前，距骨和足舟骨之间构成凹陷的部位。
- 外尾骨　位于双足足跟骨外侧，沿跟骨结节后方外侧的带状区域。
- 下腹部　位于双足腓骨外侧后方，自踝骨后方向上延伸四横指的带状区域。

2 穴位

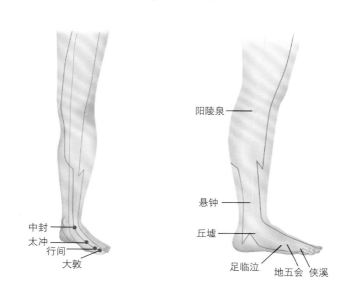

阳陵泉

悬钟

丘墟

足临泣　地五会　侠溪

中封
太冲
行间
大敦

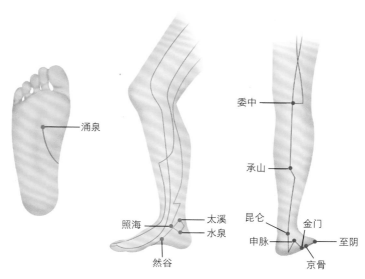

涌泉

委中

承山

昆仑　金门
申脉　　　至阴
京骨

照海　太溪
　　　水泉
然谷

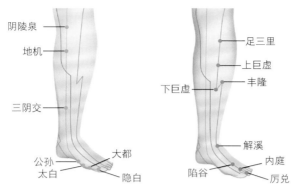

- **大敦** 在足大趾末节外侧，距趾甲角约0.1寸处。
- **行间** 在足背侧，当第1、2趾间，趾蹼缘的后方赤白肉际处。
- **太冲** 在足背侧，第1跖骨间隙的后方凹陷处。
- **中封** 在足背侧，当足内踝前，商丘与解溪连线之间，胫骨前肌腱的内侧凹陷处。
- **阳陵泉** 在小腿外侧，当腓骨小头前下方凹陷处。
- **悬钟** 在小腿外侧，当外踝尖上3寸，腓骨前缘。
- **丘墟** 在足外踝前下方，当趾长伸肌腱的外侧凹陷处。
- **足临泣** 在足背外侧，当足4趾本节（第4跖趾关节）的后方，小趾伸肌腱的外侧凹陷处。
- **地五会** 在足背外侧，当足4趾本节（第4跖趾关节）近端凹陷处，第4、5趾骨之间，小趾伸肌腱的内侧缘。
- **侠溪** 位于足背外侧，当第4、5趾间，趾蹼缘后方赤白肉际处。
- **涌泉** 在足底部，蜷足时足前部凹陷处，约当第2、3趾趾缝纹头端与足跟中点连线的前1/3与后2/3交点处。
- **然谷** 在足内侧缘，足舟骨粗隆下方，赤白肉际处。
- **太溪** 在足内侧，内踝后方，当内踝尖与跟腱之间的凹陷处。
- **水泉** 在足内侧，内踝后下方，当太溪直下1寸，跟骨结节的内侧凹陷处。
- **照海** 在足内侧，内踝尖下方凹陷处。

- **委中** 在腘横纹中点，当股二头肌肌腱与半腱肌肌腱的中间。
- **承山** 在小腿后面正中，委中与昆仑之间，当伸直小腿或足跟上提时腓肠肌肌腹下出现的尖角凹陷处。
- **昆仑** 在足部外踝后方，当外踝尖与跟腱之间的凹陷中。
- **申脉** 在足外侧部，外踝直下方凹陷中。
- **金门** 在足外侧，当外踝前缘直下，骰骨下缘处。
- **京骨** 在足外侧，第5跖骨粗隆下方，赤白肉际处。
- **至阴** 在足小趾末节外侧，距趾甲角旁0.1寸。
- **隐白** 在足大趾末节内侧，距趾甲角旁0.1寸。
- **大都** 在足内侧缘，当足大趾本节（第1跖趾关节）前下方赤白肉际凹陷处。
- **太白** 在足内侧缘，当足大趾本节（第1跖趾关节）后下方赤白肉际凹陷处。
- **公孙** 在足内侧缘，当第1跖骨基底部的前下方。
- **三阴交** 在小腿内侧，当内踝尖上3寸，胫骨内侧缘后方。
- **地机** 在小腿内侧，当内踝尖与阴陵泉的连线上，阴陵泉下3寸。
- **阴陵泉** 在小腿内侧，当胫骨内侧踝后下方凹陷中。
- **足三里** 在小腿前外侧，犊鼻下3寸，距胫骨前缘一横指处。
- **上巨虚** 在小腿前外侧，当犊鼻下6寸，距胫骨前缘一横指（中指）。
- **下巨虚** 在小腿前外侧，当犊鼻下9寸，距胫骨前缘一横指（中指）。
- **丰隆** 在小腿前外侧，当外踝尖上8寸，条口外侧，距胫骨前缘二横指（中指）。
- **解溪** 在足背小腿交界处横纹中央凹陷中，当姆长伸肌腱与趾长伸肌腱之间。
- **陷谷** 在足背，当第2、3跖骨结合部前方凹陷处。
- **内庭** 在足背，第2、3趾间，趾蹼缘后方赤白肉际处。
- **厉兑** 在足第2趾末节外侧，距趾甲角0.1寸。

第二章

常见病症的足部按摩疗法

现代社会，由于生活节奏加快，各种压力不断增加，各种疾病也随之降临在我们的身上。在提倡绿色疗法的今天，越来越多的人把关注健康的目光转向了足部保健按摩。本章列举了一些家庭常见病症以及相应的足部按摩方法，使您在工作、学习之余，轻轻松松实现自我保健，掌控健康。

落枕

功效

疏风散寒，开窍镇痛。

取位

颈椎反射区、颈项反射区、肝脏反射区、斜方肌反射区。

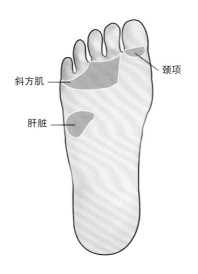

斜方肌

颈项

肝脏

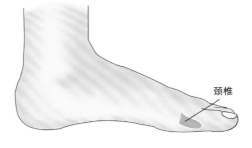

颈椎

按摩方法

1 按摩者双手搓热后上下摩擦被按摩者的小腿肌肉。待局部有微热感后，用屈食指点法按揉颈椎反射区、按压颈项反射区各50～100次。

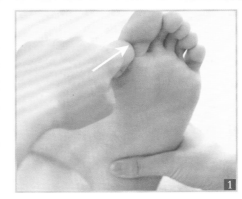

2 以双指点按法沿着足跟向足趾的方向刮压肝脏反射区50～100次。

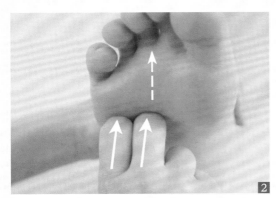

3 拇指指腹推法推斜方肌反射区50～100次。然后，按摩者将双手分别放在被按摩者的小腿两侧，由踝部向膝关节揉搓小腿肌肉，结束按摩。

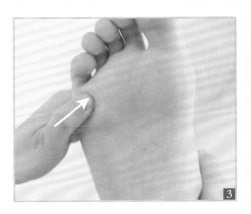

中暑

功效

镇静安神，疏通心络。

取位

肾上腺反射区、肾脏反射区、输尿管反射区、膀胱反射区、腹腔神经丛反射区、心脏反射区、胸部淋巴结反射区、上身淋巴结反射区、足三里、委中、阳陵泉。

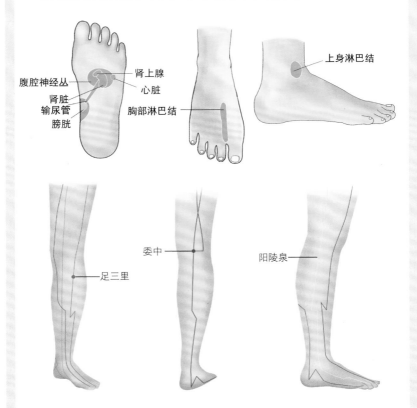

按摩方法

1. 按摩者先揉搓被按摩者足底数遍，以发热为宜，再以屈食指点法点按肾上腺反射区、肾脏反射区、输尿管反射区、膀胱反射区各50～100次。

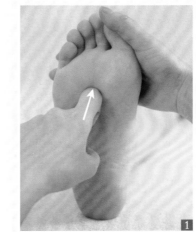

2. 以屈食指推法推压腹腔神经丛反射区、心脏反射区、胸部淋巴结反射区、上身淋巴结反射区各50～100次。

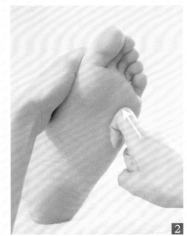

3. 以拇指指腹推法推按足三里，再以拇指按揉法按揉委中、阳陵泉各50～100次。结束后，以双手手掌由大腿向小腿快速搓动下肢两侧皮肤。

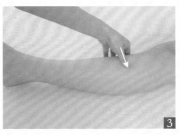

感冒

功效

清热泻火，平肝息风。

取位

肾上腺反射区、额窦反射区、脾脏反射区、鼻反射区、金门、申脉、京骨、公孙、隐白、厉兑。

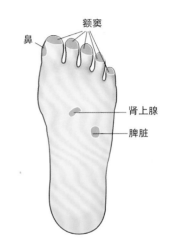

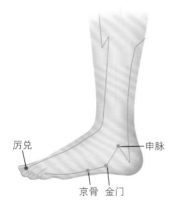

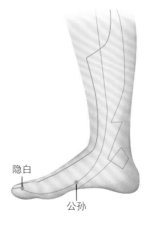

按摩方法

1 按摩者以屈食指推法推按被按摩者肾上腺反射区50～100次。

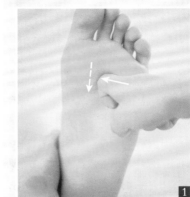

2 按摩者以屈食指点法点压被按摩者额窦反射区、脾脏反射区各50～100次。

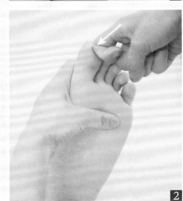

3 按摩者以拇指指端揉按被按摩者鼻反射区50～100次，揉金门、申脉、京骨各30～50次，掐按公孙、隐白、厉兑各30～50次。

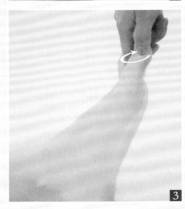

咳嗽

功效

疏风解表，宣通气血。

取位

甲状旁腺反射区、喉及气管反射区、肺及支气管反射区、上身淋巴结反射区、扁桃体反射区、涌泉、解溪、然谷、太溪。

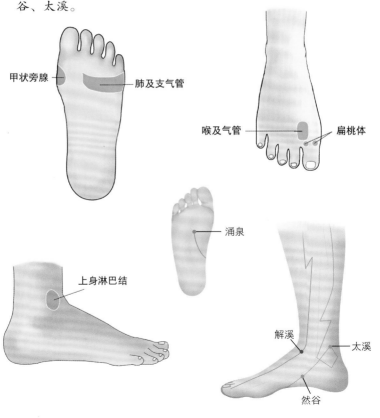

甲状旁腺　肺及支气管

喉及气管　扁桃体

涌泉

上身淋巴结

解溪　太溪

然谷

按摩方法

1　按摩者用食指和中指，从被按摩者足趾根部向足趾尖端拉拨足趾1～3次。

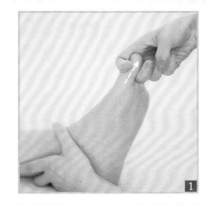

2　按摩者以屈食指点法点压被按摩者甲状旁腺反射区、喉及气管反射区（自外向内）、肺及支气管反射区（自外向内按压）、上身淋巴结反射区各50～100次。

3　按摩者以拇指指腹按压被按摩者涌泉、解溪、然谷、太溪各50～100次。再以拇指推法推按扁桃体反射区50～100次。最后，用掌心推擦足心至皮肤潮红。

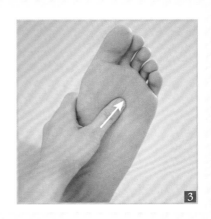

慢性支气管炎

功效

宣肺止咳，镇静止痛。

取位

肺及支气管反射区、食管反射区、甲状旁腺反射区、心脏反射区、脾脏反射区、胸部淋巴结反射区、喉及气管反射区、胸（乳房）反射区、太冲、三阴交、丰隆、足三里。

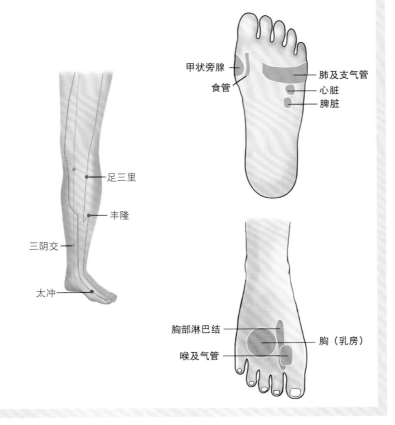

按摩方法

1. 被按摩者向下压低足掌，做踝部旋转数次。按摩者先以双手拇指从被按摩者足部两侧向上推肺及支气管反射区，再以拇指指腹推法沿足趾至足跟方向推压食管反射区，各50～100次。

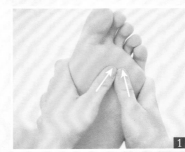

2. 按摩者以食指刮压法刮被按摩者甲状旁腺反射区，再以屈食指点法点压心脏反射区，脾脏反射区，各50～100次。

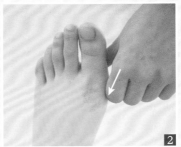

3. 按摩者以捏法捏压被按摩者胸部淋巴结反射区、喉及气管反射区各50～100次。再以双手拇指从足趾向足心方向推压胸（乳房）反射区50～100次。

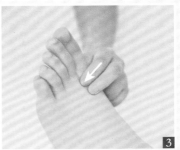

4. 按摩者双手拇指交替按揉被按摩者足背骨缝处，并向足趾方向缓慢移动。再点按太冲、三阴交、丰隆、足三里各30～50次。

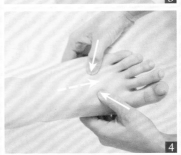

支气管哮喘

功效

调气降逆，宽胸利膈。

取位

肺及支气管反射区、鼻反射区、头颈淋巴结反射区、胃反射区、脾脏反射区、肝脏反射区、太溪、照海、然谷、丰隆、足三里、上巨虚。

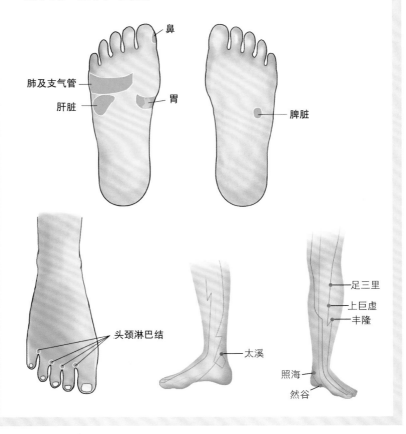

- 鼻
- 肺及支气管
- 肝脏
- 胃
- 脾脏
- 头颈淋巴结
- 太溪
- 足三里
- 上巨虚
- 丰隆
- 照海
- 然谷

按摩方法

1 按摩者以双手拇指指腹自被按摩者足底两侧至中央推压数次。接着，以相同手法推肺及支气管反射区50～100次。

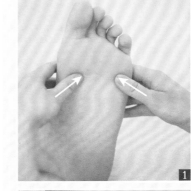

2 按摩者以屈食指点法点按被按摩者鼻反射区、头颈淋巴结反射区、胃反射区、脾脏反射区各50～100次。再以双指钳法沿着足跟向足趾的方向刮压肝脏反射区50～100次。

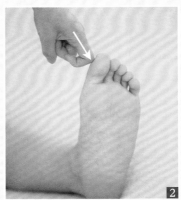

3 按摩者以拇指点法点压被按摩者太溪、照海、然谷、丰隆，足三里、上巨虚各30～50次，再用手掌鱼际来回摩擦被按摩者足底50次。

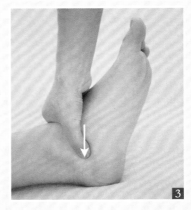

冠心病

功效

宁心安神。

取位

肾上腺反射区、肾脏反射区、输尿管反射区、膀胱反射区、甲状腺反射区、甲状旁腺反射区、肺及支气管反射区、心脏反射区、胃反射区、颈椎反射区、胸椎反射区、胸部淋巴结反射区、涌泉、足三里、三阴交。

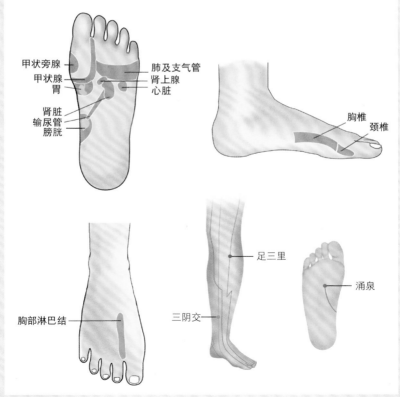

甲状旁腺
甲状腺
胃
肾脏
输尿管
膀胱
肺及支气管
肾上腺
心脏
胸椎
颈椎
胸部淋巴结
足三里
三阴交
涌泉

按摩方法

1　按摩者将双手搓热，揉搓被按摩者小腿数遍，以发热为宜。以屈食指点法点按被按摩者肾上腺反射区、肾脏反射区、输尿管反射区、膀胱反射区各50～100次。

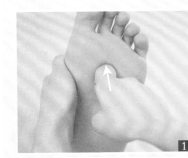

2　按摩者以双指钳法点按被按摩者甲状腺反射区50～100次，再以拇指按法按压甲状旁腺反射区50～100次。

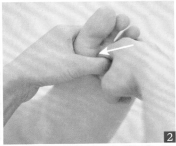

3　按摩者用双手拇指从足部两侧向内上方推按肺及支气管反射区50～100次，再以一手拇指自外向内推心脏反射区、胃反射区各50～100次。

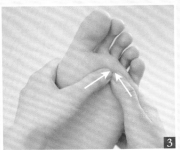

4　以拇指点法点按颈椎反射区50～100次，以拇指推法从足趾至足跟方向推压颈椎反射区、胸椎反射区、胸部淋巴结反射区各50～100次。再以大鱼际擦涌泉30～50次，以拇指按揉足三里、三阴交各30～50次。

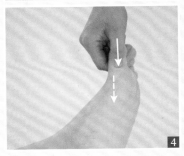

高血压病

功效

醒脑开窍，祛风清热，安神宁志。

取位

肾上腺反射区、肾脏反射区、输尿管反射区、膀胱反射区、大脑反射区、心脏反射区、血压点、涌泉、太溪、照海、行间、太冲、足三里、丰隆、太白。

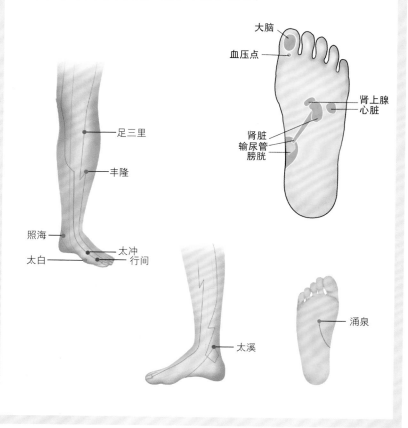

大脑

血压点

肾上腺
心脏

肾脏
输尿管
膀胱

足三里

丰隆

照海

太白

太冲
行间

太溪

涌泉

按摩方法

1 按摩者以屈食指点法
点按被按摩者肾上
腺反射区、肾脏反
射区、输尿管反射
区、膀胱反射区各
50～100次。

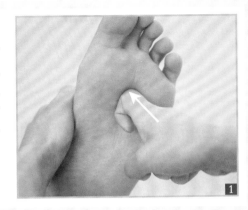

2 按摩者用握拳点法点
压被按摩者大脑反射
区50～100次，再以
拇指指腹从足跟向足
趾方向推按心脏反射
区50～100次。

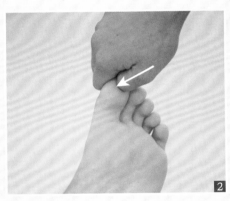

3 被按摩者尽量将足趾向足背弯
曲，按摩者以双手拇指反复推搓
被按摩者涌泉，以足底部有热感
为宜。按摩者再以握拳点法按揉
被按摩者血压点、太溪、照海、
行间、太冲、足三里、丰隆、太
白各30～50次。最后用掌根从被
按摩者的大腿推搓至小腿10次。

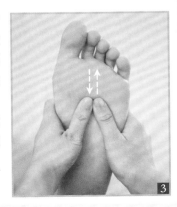

呃逆

功效

宽胸膈，阻呃逆。

取位

横膈膜反射区、胃反射区、横结肠反射区、升结肠反射区、降结肠反射区、乙状结肠及直肠反射区、足三里、内庭、陷谷、丰隆、解溪。

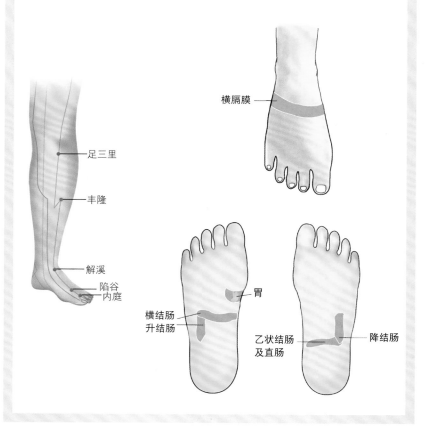

横膈膜

足三里

丰隆

解溪

陷谷
内庭

胃

横结肠
升结肠

乙状结肠
及直肠

降结肠

按摩方法

1 按摩者以食指刮压法刮按被按摩者横膈膜反射区、胃反射区各50～100次。

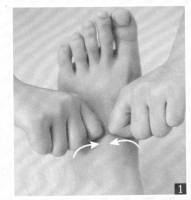

2 按摩者以拇指指腹推法推被按摩者横结肠反射区、升结肠反射区、降结肠反射区、乙状结肠及直肠反射区各50～100次。

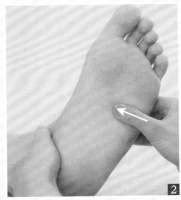

3 按摩者以拇指按压或点按足三里、内庭、陷谷、丰隆、解溪各30次。

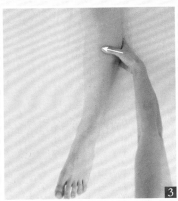

食欲缺乏

功效

健脾强胃。

取位

大脑反射区、脑垂体反射区、甲状腺反射区、胃反射区、十二指肠反射区、横结肠反射区、降结肠反射区、乙状结肠及直肠反射区、升结肠反射区、肝脏反射区、胆囊反射区。

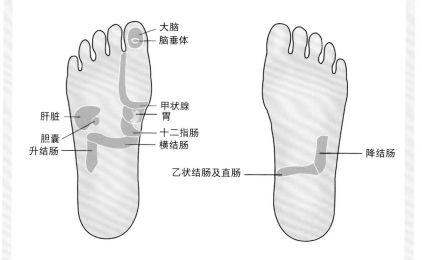

大脑
脑垂体
甲状腺
胃
十二指肠
横结肠
肝脏
胆囊
升结肠
降结肠
乙状结肠及直肠

按摩方法

1　按摩者将双手搓热，揉搓被按摩者小腿数遍，以发热为宜。再以拇指按揉大脑反射区、脑垂体反射区各50～100次。

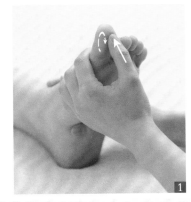

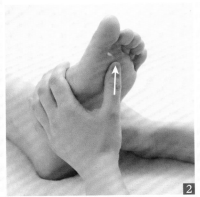

2　按摩者以拇指指腹推按法推按甲状腺反射区（从下向上）、胃反射区、十二指肠反射区、横结肠反射区、降结肠反射区、乙状结肠及直肠反射区、升结肠反射区各50～100次。

3　按摩者以双指点按法点压肝脏反射区、胆囊反射区各50～100次，再以螺旋状方式由下往上揉按被按摩者腿部数次，最后自上而下对被按摩者足底前跖部施以拳击法50次。

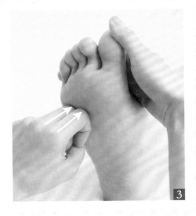

慢性胃炎

功效

行气活血，健脾益胃。

取位

肾脏反射区、大脑反射区、脾脏反射区、胃反射区、十二指肠反射区、食管反射区、肝脏反射区、小肠反射区、三阴交、阳陵泉、足三里、上巨虚、下巨虚、太冲。

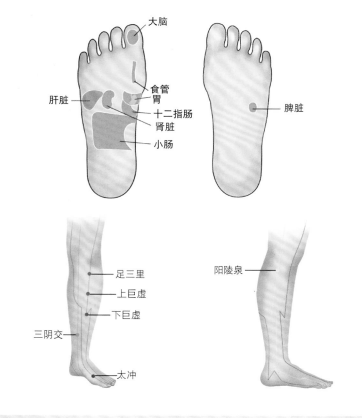

按摩方法

1. 按摩者以双拇指指腹推压法从下至上推按被按摩者足底10次，再以屈食指点法点按肾脏反射区、大脑反射区、脾脏反射区、胃反射区、十二指肠反射区各50～100次，力度可稍微重一些，以局部胀痛为宜。

2. 按摩者以拇指指腹推法沿足趾至足跟方向推压食管反射区50～100次，再用双指点按法刮压肝脏反射区50～100次。

3. 按摩者以多指刮法由足趾向足跟刮被按摩者小肠反射区50～100次，以足底心发热为宜。

4. 按摩者以拇指按压三阴交、阳陵泉、足三里、上巨虚、下巨虚、太冲各30～50次，再以手掌搓擦被按摩者踝关节以下部位，擦至局部发热为止。最后，按摩者再用一只手扳拉住被按摩者的足趾，另一手托在足跟处，摇动踝关节30次。

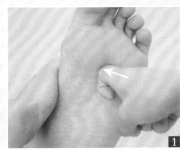

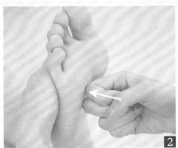

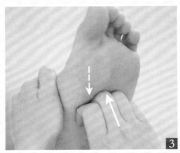

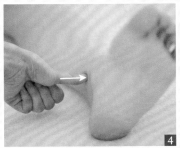

便秘

功效

畅腑通便。

取位

腹腔神经丛反射区、大脑反射区、胃反射区、十二指肠反射区、小肠反射区、升结肠反射区、降结肠反射区、横结肠反射区、乙状结肠及直肠反射区、脾脏反射区、肛门反射区、足三里、上巨虚、下巨虚、三阴交、太溪、太白。

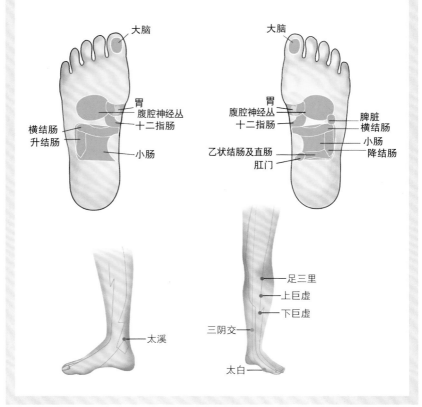

按摩方法

1. 按摩者用手掌搓擦被按摩者足踝关节以下部位至局部发热，再用一只手扳拉足趾，另一手托在足跟处，摇动踝关节3分钟。

2. 按摩者以屈食指点法点按腹腔神经丛反射区、大脑反射区、胃反射区、十二指肠反射区、小肠反射区、升结肠反射区、降结肠反射区、横结肠反射区、乙状结肠及直肠反射区各50～100次。

3. 按摩者以双指点按法点按被按摩者脾脏反射区、肛门反射区各50～100次。

4. 按摩者以拇指按揉被按摩者足三里、上巨虚、下巨虚、三阴交、太溪、太白各30～50次，再对下肢施予适宜搓法（由上至下）。

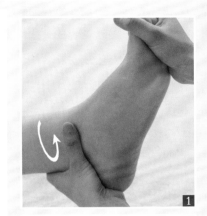
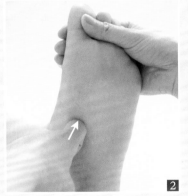
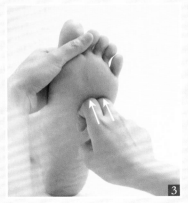
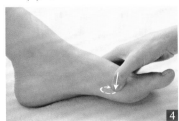

痔

功效

益气滋阴，祛瘀止血。

取位

肛门反射区、小肠反射区、横结肠反射区、降结肠反射区、乙状结肠及直肠反射区、升结肠反射区、上身淋巴结反射区、涌泉、承山、足三里、上巨虚、下巨虚。

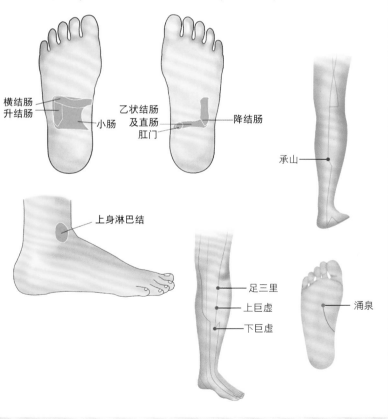

横结肠
升结肠
小肠
乙状结肠
及直肠
肛门
降结肠
承山
上身淋巴结
足三里
上巨虚
下巨虚
涌泉

按摩方法

1. 按摩者一手持被按摩者一足踝，另一手持足掌旋转踝关节10次，并牵拉3～5次，再以双手交替拍打足背、足底各10次。

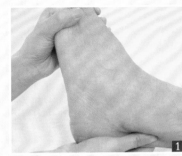

2. 按摩者以双指点按法按压肛门反射区50~100次，以相同手法刮小肠反射区50～100次。再以屈食指点法推按横结肠反射区、降结肠反射区、乙状结肠及直肠反射区各50～100次，升结肠反射区50～100次。

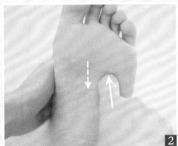

3. 按摩者轻牵拉被按摩者踝关节，待踝部放松时，以双手屈食指点法按揉上身淋巴结反射区50～100次，至出现酸胀感。再以拇指指腹推法沿足跟至足趾反复推搓涌泉30～50次。

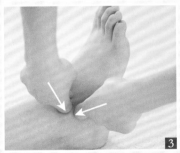

4. 按摩者以屈食指点法按揉被按摩者承山、足三里、上巨虚、下巨虚各30～50次，再对小腿肚施以搓法30次。

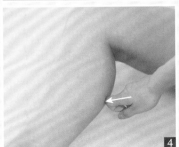

头痛

功效

健脑宁神，开窍镇痛。

取位

三叉神经反射区、小脑及脑干反射区、脑垂体反射区、大脑反射区、头颈淋巴结反射区、涌泉、太溪、太冲、太白、三阴交。

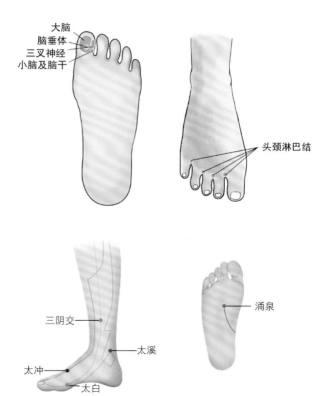

大脑
脑垂体
三叉神经
小脑及脑干

头颈淋巴结

三阴交
太溪
太冲
太白

涌泉

按摩方法

1 按摩者将双手搓热，从被按摩者脚踝向上摩擦至膝部，反复10次。再以拇指按揉三叉神经反射区、小脑及脑干反射区、脑垂体反射区各50~100次，以被按摩者产生酸痛感为宜。

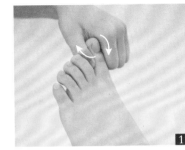

2 按摩者以屈食指点法向下按压大脑反射区、头颈淋巴结反射区各50~100次。

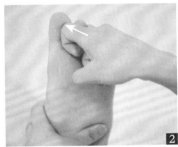

3 按摩者以拇指指腹推法搓擦被按摩者涌泉至局部发热，再以相同手法从足背推至膝盖下方3~5遍，最后以拇指按压太溪、太冲、太白各30~50次。

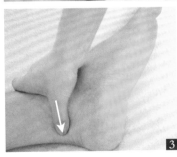

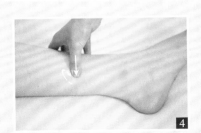

4 按摩者以拇指按揉被按摩者三阴交30~50次，并对小腿肚施以搓法30次，被按摩者同时进行深呼吸。

失眠

功效

镇静安眠。

取位

额窦反射区、肝脏反射区、脾脏反射区、腹腔神经丛反射区、失眠点、大脑反射区、小脑及脑干反射区、三叉神经反射区、足三里、三阴交、涌泉。

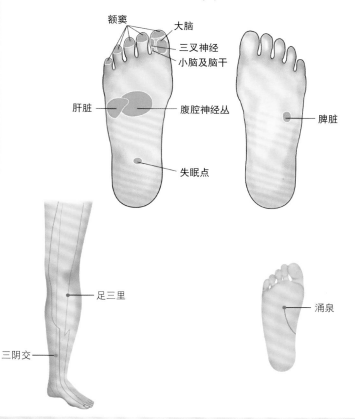

额窦 大脑

三叉神经

小脑及脑干

肝脏 腹腔神经丛

脾脏

失眠点

足三里

三阴交

涌泉

按摩方法

1 按摩者以屈食指点法按揉被按摩者额窦反射区、肝脏反射区、脾脏反射区各50～100次。

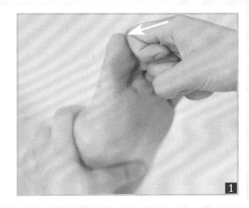

2 按摩者以双指刮法沿足趾至足跟刮压被按摩者腹腔神经丛反射区50～100次，严重失眠者可增至300次，再以握拳点法按压失眠点30～50次。

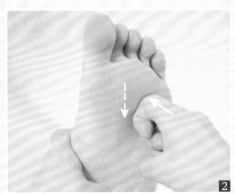

3 按摩者以拇指揉按大脑反射区、小脑及脑干反射区、三叉神经反射区、足三里、三阴交各50～100次，再以掌心摩擦涌泉至局部发热。

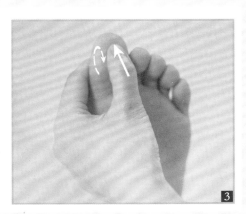

三叉神经痛

功效

活血通络，清脑镇痛。

取位

眼反射区、鼻反射区、舌（口腔）反射区、耳反射区、牙反射区、肾脏反射区、三叉神经反射区、大脑反射区、小脑及脑干反射区、陷谷、内庭、行间、三阴交。

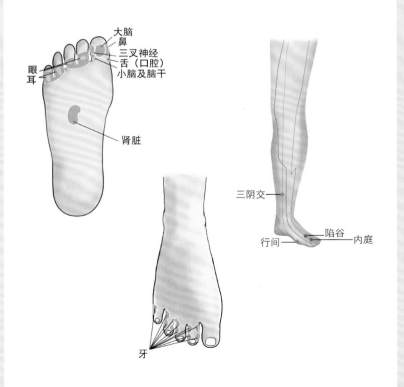

按摩方法

1 按摩者帮助被按摩者放松下肢肌肉，以拇指指腹推法推按眼反射区、鼻反射区、舌（口腔）反射区、耳反射区、牙反射区各50～100次。

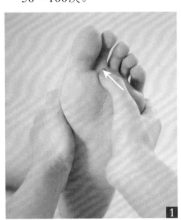

2 按摩者以屈食指点法缓缓点按或按揉肾脏反射区、三叉神经反射区、大脑反射区、小脑及脑干反射区各30～50次。

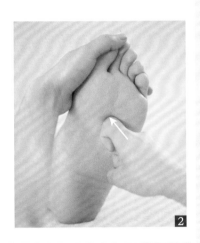

3 按摩者用拇指按压被按摩者陷谷、内庭、行间、三阴交各30～50次，再以拳击法自上而下叩击足底前跖部30次。

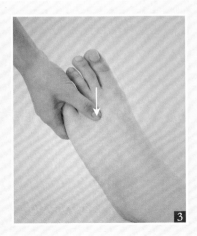

坐骨神经痛

功效

畅通气血，强壮腰膝。

取位

腰椎反射区、肝脏反射区、脾脏反射区、髋关节反射区、悬钟、解溪、阳陵泉、足三里、承山、委中。

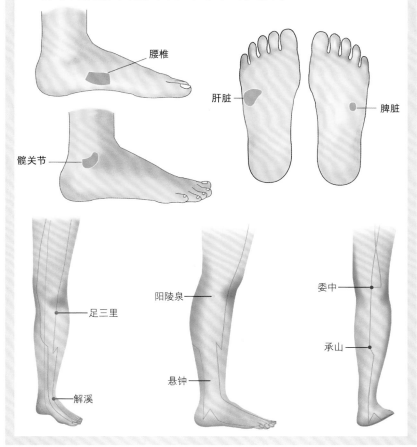

腰椎

肝脏

脾脏

髋关节

足三里

解溪

阳陵泉

悬钟

委中

承山

按·摩·方·法

1. 按摩者以手掌轻擦被按摩者足心至局部发热，以拇指指腹推法沿足趾向足跟方向用力推压腰椎反射区50～100次，再以屈食指点法顶压肝脏反射区、脾脏反射区各50～100次。

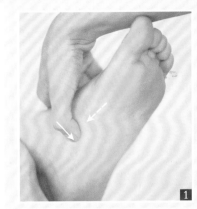

2. 按摩者以拇指指腹推法推按被按摩者髋关节反射区50～100次，再以拇指按压悬钟、解溪各50～100次，按揉阳陵泉、足三里各50次。

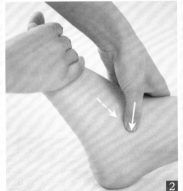

3. 按摩者以握拳点法按压承山、委中各30～50次，再用手掌按揉小腿肚数次。

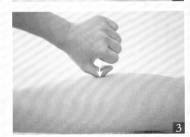

足跟痛

功效

疏经通络，活血止痛。

取位

承山、太溪、昆仑、涌泉、肝脏反射区、脾脏反射区、肾脏反射区、甲状旁腺反射区。

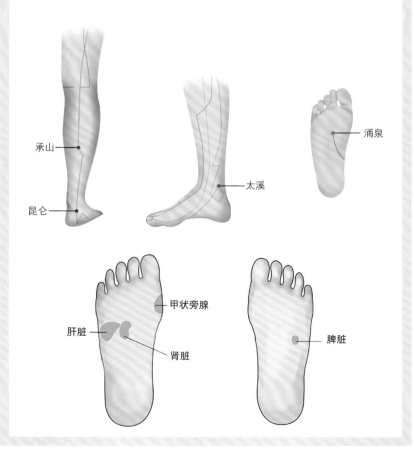

承山

昆仑

太溪

涌泉

甲状旁腺

肝脏

肾脏

脾脏

按摩方法

1 将患肢平放在健肢膝盖上，手指用力自上而下反复拿捏患肢小腿肌肉1分钟，再以拇指按压承山30～50次。

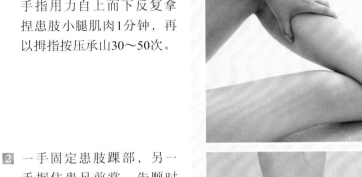

2 一手固定患肢踝部，另一手握住患足前掌，先顺时针后逆时针摇脚踝1分钟。以拇指和中指相对用力按压太溪、昆仑各30次，再以拇指反复从足跟推至涌泉至局部发热。

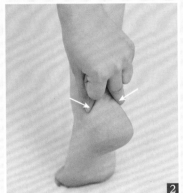

3 以屈食指点法按揉足跟1分钟，同时寻找压痛点，重力按揉压痛点30～50次。以相同手法点压肝脏反射区、脾脏反射区、肾脏反射区、甲状旁腺反射区各50～100次。

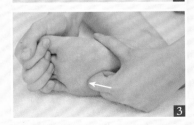

骨质疏松症

功效

补肾益气，强壮筋骨。

取位

甲状旁腺反射区、甲状腺反射区、心脏反射区、脾脏反射区、骶骨反射区、生殖腺反射区、肝脏反射区、足外侧生殖腺反射区、涌泉、太溪、太冲、足三里、三阴交。

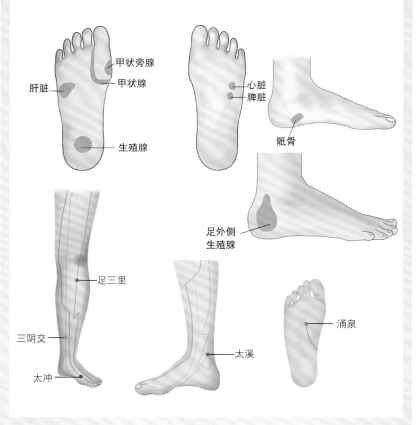

肝脏　甲状旁腺　甲状腺　生殖腺　心脏　脾脏　骶骨　足外侧生殖腺　足三里　三阴交　太冲　太溪　涌泉

按摩方法

1. 按摩者帮助被按摩者放松下肢肌肉，以拇指按压甲状旁腺反射区50～100次。

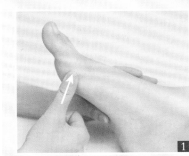

2. 按摩者以屈食指点法点按被按摩者甲状腺反射区、心脏反射区、脾脏反射区、骶骨反射区、各50～100次。

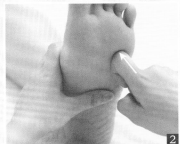

3. 按摩者以双指点按法点按被按摩者足底部生殖腺反射区、肝脏反射区各50～100次，再以食指刮压法由足踝至足跟方向刮足外侧生殖腺反射区50～100次。

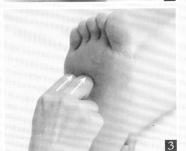

4. 按摩者以小鱼际擦被按摩者涌泉至局部发热，再用拇指按揉太溪、太冲、足三里、三阴交各30～50次，最后帮助被按摩者活动双腿。

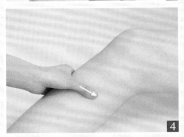

糖尿病

功效

益肾补虚，调和气血，清泄三焦热，滋阴健脾。

取位

肾上腺反射区、肾脏反射区、膀胱反射区、胰腺反射区、腹腔神经丛反射区、胃反射区、脑垂体反射区、甲状腺反射区、十二指肠反射区、小肠反射区、升结肠反射区、降结肠反射区、横结肠反射区、乙状结肠及直肠反射区、太溪、太冲、足三里、上巨虚、下巨虚、三阴交。

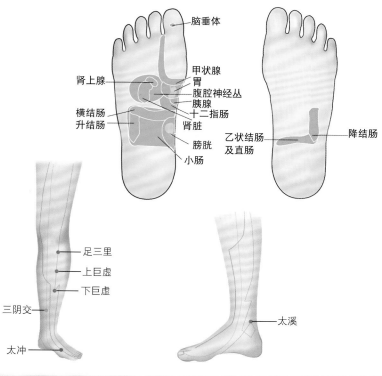

脑垂体

甲状腺
胃
腹腔神经丛
胰腺
十二指肠
肾脏

肾上腺

横结肠
升结肠

乙状结肠
及直肠

降结肠

膀胱
小肠

足三里
上巨虚
下巨虚
三阴交
太冲

太溪

按摩方法

1. 按摩者一手握住被按摩者踝部，另一手握住足趾部，稍用力向下牵引，同时作踝部旋转数次。按摩者再以屈食指点法用力点按肾上腺反射区、肾脏反射区、膀胱反射区、胰腺反射区、腹腔神经丛反射区、胃反射区、脑垂体反射区各50～100次。

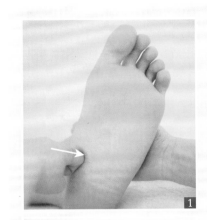

2. 按摩者以拇指指腹推按法推按被按摩者甲状腺反射区、十二指肠反射区、小肠反射区、升结肠反射区、降结肠反射区、横结肠反射区、乙状结肠及直肠反射区各50～100次。男性患者先左足后右足，女性患者先右足后左足。

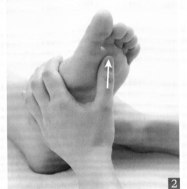

3. 按摩者以拇指按压被按摩者太溪、太冲各30～50次，再以屈食指点法顶压足三里、上巨虚、下巨虚、三阴交各30～50次。

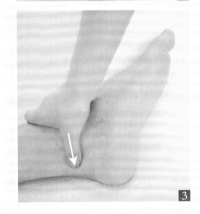

高脂血症

功效

调和气血。

取位

肾上腺反射区、肾脏反射区、心脏反射区、肝脏反射区、脾脏反射区、胰腺反射区、输尿管反射区、膀胱反射区、足三里、三阴交、上巨虚。

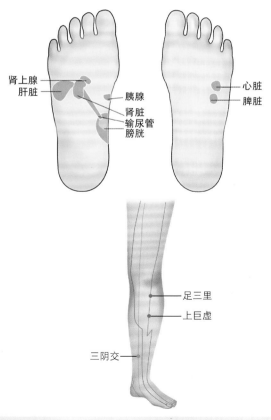

按摩方法

1 按摩者以屈食指点法点按
被按摩者肾上腺反射区、
肾脏反射区、心脏反射
区、肝脏反射区、脾脏
反射区、胰腺反射区各
50～100次，沿足趾至足
跟方向刮压输尿管反射区
50～100次，再从足内侧
向足外侧推按膀胱反射区
50～100次。

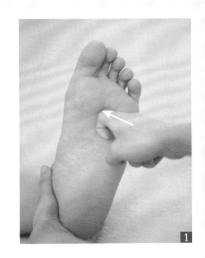

2 按摩者摇动被按摩者足踝，再以双手拇指稍用力点按其双侧足三
里、上巨虚各30～50次，以拇指稍用力按揉三阴交30～50次。

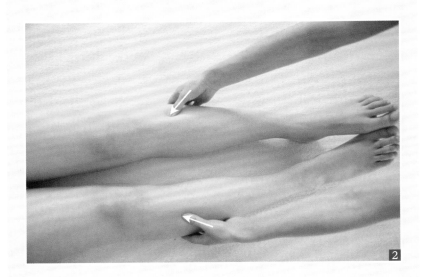

肥胖

功效

调节内分泌。

取位

脑垂体反射区、肾脏反射区、肾上腺反射区、膀胱反射区、胃反射区、十二指肠反射区、小肠反射区、足三里、上巨虚、下巨虚、内庭、三阴交、涌泉。

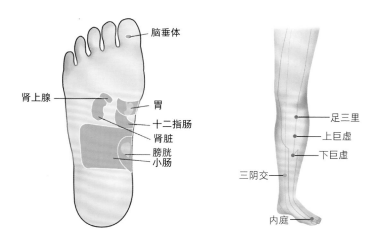

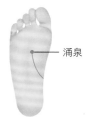

按摩方法

1　按摩者以拇指指腹推法自被按摩者足底中央推至两侧至局部发热，再以握拳点法按揉脑垂体反射区50～100次。

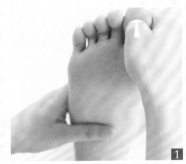

2　按摩者以屈食指点法缓缓点按被按摩者肾脏反射区、肾上腺反射区、膀胱反射区各50～100次。

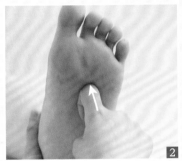

3　按摩者屈食指，沿足趾至足跟方向推压被按摩者胃反射区、十二指肠反射区各50～100次，再以双指刮法沿足趾至足跟方向刮按小肠反射区50～100次。

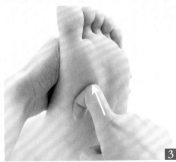

4　按摩者以食指指腹按揉被按摩者足三里、上巨虚、下巨虚、内庭、三阴交、涌泉各30～50次，男性患者先按左足后按右足，女性则先右足后左足。最后，按摩者掌擦被按摩者足底至局部发热。

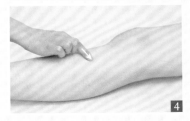

视力下降

功效

通络明目。

取位

肾脏反射区、大脑反射区、小脑及脑干反射区、颈项反射区、眼反射区、肝脏反射区、涌泉、太溪、太白、照海、申脉。

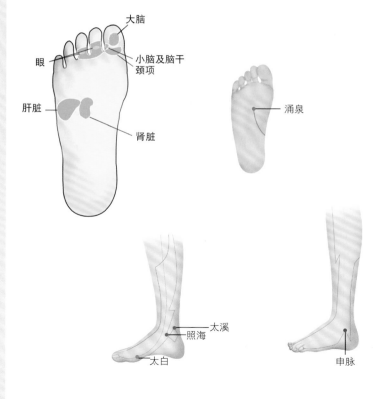

按摩方法

1 按摩者屈食指缓缓刮被按摩者肾脏反射区、大脑反射区、小脑及脑干反射区各50～100次。

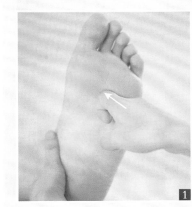

2 按摩者以拇指指尖为着力点，沿着被按摩者跗趾根横纹处由外向内旋扭颈项反射区、眼反射区各50～100次。力度以趾根两侧出现酸痛为宜。

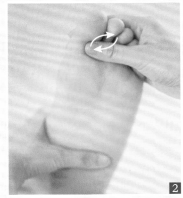

3 按摩者以双指点按法定点按压被按摩者肝脏反射区50～100次，掌擦涌泉30～50次，再以拇指按揉太溪、太白、照海、申脉各30～50次。

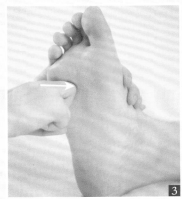

慢性鼻炎

功效

疏调气血，宣泄邪气，通利鼻窍。

取位

肾脏反射区、输尿管反射区、膀胱反射区、鼻反射区、上颌反射区、头颈淋巴结反射区、额窦反射区、胸部淋巴结反射区、涌泉、太溪、太冲、大敦、行间、足三里。

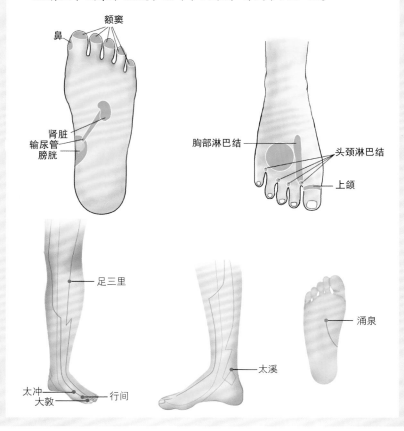

按摩方法

1 按摩者以屈食指点法点按被按摩者肾脏反射区、输尿管反射区、膀胱反射区各50～100次。

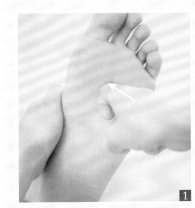

2 被按摩者以拇指按揉被按摩者鼻反射区、上颌反射区、头颈淋巴结反射区各50～100次，以屈食指点法点按额窦反射区50～100次，再捏压胸部淋巴结反射区50～100次。

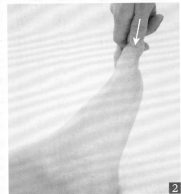

3 按摩者以大鱼际擦被按摩者涌泉至局部发热，以握拳点法点揉太溪、太冲、大敦、行间、足三里各30～50次。

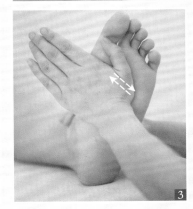

牙痛

功效

通腑泻热，清热止痛。

取位

三叉神经反射区、舌（口腔）反射区、头颈淋巴结反射区、肾脏反射区、胃反射区、牙反射区、上颌反射区、下颌反射区、陷谷、太溪、然谷、隐白。

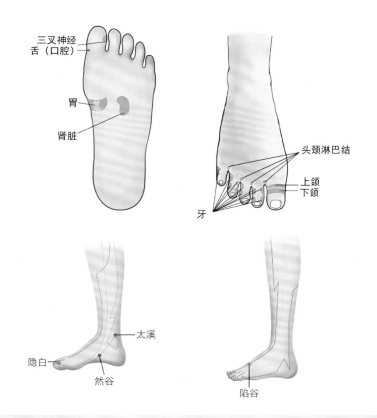

按摩方法

1 按摩者双手握住被按摩者
足趾，向足底或足背方向
压3～5次，再以拇指按压
三叉神经反射区、舌（口
腔）反射区、头颈淋巴结
反射区各50～100次。

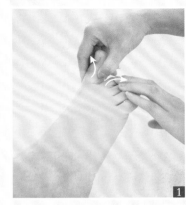

2 按摩者屈食指缓缓重刮肾
脏、胃反射区各50～100次。

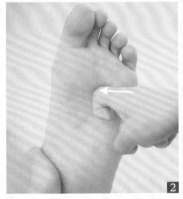

3 按摩者以拇指用力按压被
按摩者牙反射区、上颌反
射区、下颌反射区，再进
行推摩，每个反射区操作
50～100次。再以拇指按揉
被按摩者陷谷、太溪、然
谷、隐白各30～50次。

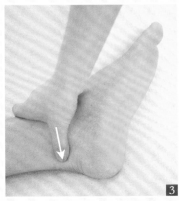

慢性咽炎

功效

泻火清热，益气生津。

取位

脾脏反射区、上身淋巴结反射区、喉及气管反射区、肺及支气管反射区、鼻反射区、内庭、照海、太溪、涌泉、大敦。

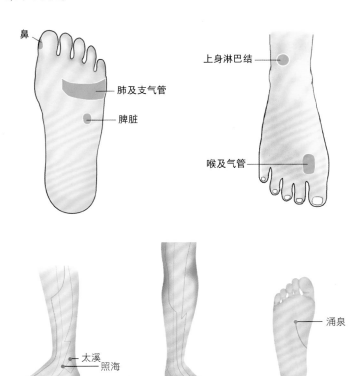

鼻

肺及支气管

脾脏

上身淋巴结

喉及气管

太溪
照海

大敦 — 内庭

涌泉

按摩方法

1 按摩者将双手搓热，揉搓被按摩者小腿至局部发热，再以屈食指点法点揉脾脏反射区、上身淋巴结反射区各50～100次。

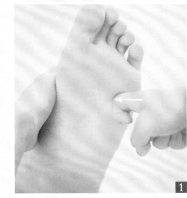

2 按摩者屈食指自外向内压刮喉及气管反射区、肺及支气管反射区各50～100次，再以拇指指端缓缓按揉鼻反射区50～100次。

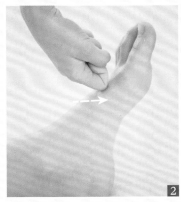

3 按摩者掌擦被按摩者涌泉至透热，用握拳点法点按内庭、照海、太溪各30～50次，再用力揉掐大敦30～50次。

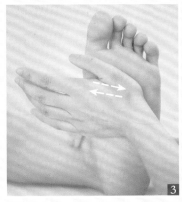

耳鸣

功效

补肾纳气，活血润燥。

取位

肾上腺反射区、肾脏反射区、额窦反射区、鼻反射区、眼反射区、耳反射区、肝脏反射区、胆囊反射区、内耳迷路反射区、上颌反射区、太溪、地五会、侠溪。

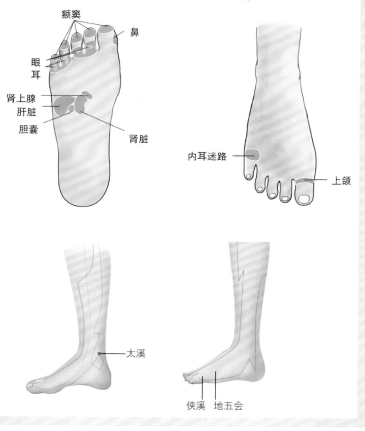

按摩方法

1 按摩者以拇指指腹推法自被按摩者足趾向足跟方向推按10次，再以屈食指点法点按肾上腺反射区、肾脏反射区、额窦反射区、鼻反射区、眼反射区、耳反射区各50~100次。

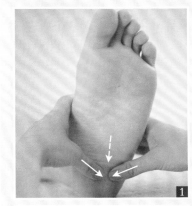

2 按摩者以双指点按法缓缓点按被按摩者肝脏反射区、胆囊反射区各50~100次，再以食指刮压法从足踝向足趾方向刮内耳迷路反射区50~100次，最后用拇指用力按压上颌反射区50~100次。

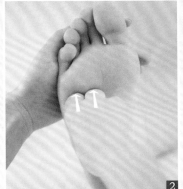

3 按摩者以拇指按压被按摩者太溪、地五会、侠溪各30~50次，最后以揉、轻击等手法帮助被按摩者放松足部。

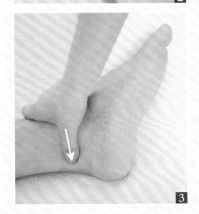

痤疮

功效

祛风，燥湿。

取位

脑垂体反射区、肾脏反射区、肺及支气管反射区、胃反射区、脾脏反射区、升结肠反射区、降结肠反射区、横结肠反射区、乙状结肠及直肠反射区、小肠反射区、生殖腺反射区、腹腔神经丛反射区、足外侧生殖腺反射区、太白、内庭、陷谷、解溪、下巨虚、上巨虚、足三里。

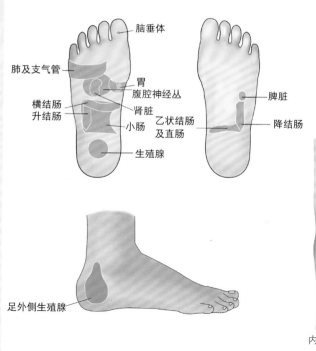

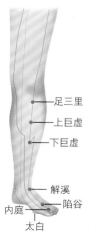

按摩方法

1 按摩者以屈食指点压法缓缓刮压被按摩者脑垂体反射区、肾脏反射区、肺及支气管反射区、胃反射区、脾脏反射区各50～100次，再用拇指指腹依次推按升结肠反射区、降结肠反射区、横结肠反射区、乙状结肠及直肠反射区、小肠反射区各50～100次。

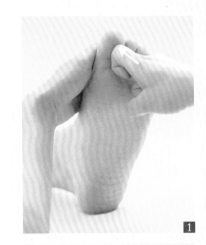

2 按摩者以双指点按法按压被按摩者足底部生殖腺反射区、腹腔神经丛反射区各50～100次，再以食指刮压法刮压足外侧生殖腺反射区50～100次。

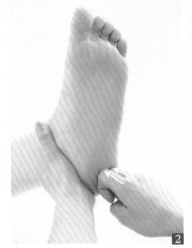

3 按摩者以拇指指腹依次按揉被按摩者太白、内庭、陷谷、解溪、下巨虚、上巨虚、足三里各30～50次。

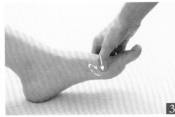

痛经

功效

疏肝理气，调经止痛。

取位

肾上腺反射区、脑垂体反射区、生殖腺反射区、子宫反射区、足外侧生殖腺反射区、下腹部反射区、太冲、水泉、公孙、然谷、大敦、涌泉。

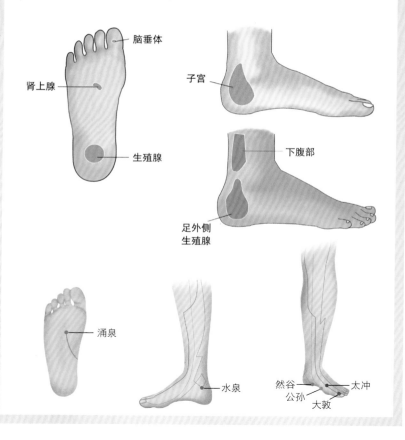

脑垂体

肾上腺

生殖腺

子宫

下腹部

足外侧
生殖腺

涌泉

水泉

然谷
公孙
大敦
太冲

按摩方法

1 按摩者对被按摩者下肢施以搓法，以单指钳法用力扣压肾上腺反射区、脑垂体反射区各50～100次。

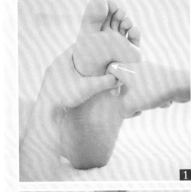

2 按摩者以屈食指点法顶压被按摩者足底部生殖腺反射区50～100次，再以食指刮压法由足跟向足趾刮压子宫反射区、足外侧生殖腺反射区各50～100次。

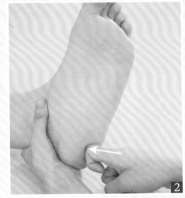

3 按摩者以拇指指间关节施力，由踝关节后向上推按被按摩者下腹部反射区50～100次，再稍快速按揉涌泉、太冲、水泉、公孙、然谷、大敦各30～50次。

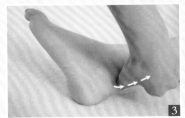

月经不调

功效

益气补阴，交通心肾。

取位

脑垂体反射区、生殖腺反射区、子宫反射区、下腹部反射区、肝脏反射区、足三里、三阴交、地机、隐白、太冲、涌泉。

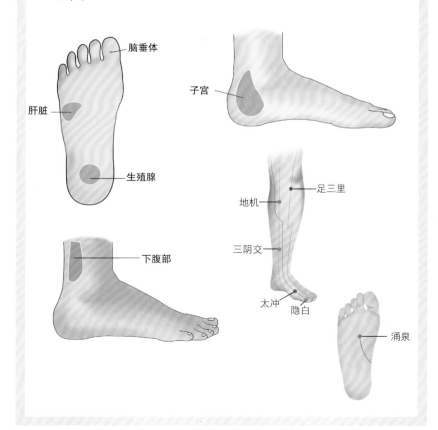

按摩方法

1 按摩者自下而上对被按摩者下肢施以擦法，再以屈食指点法缓缓顶压脑垂体反射区、足底部生殖腺反射区、子宫反射区各50～100次。

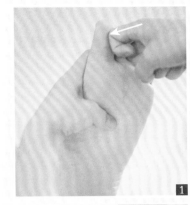

2 按摩者以拇指指间关节施力，由踝关节后向上推按被按摩者下腹部反射区50～100次，再以双指点按法定点按压肝脏反射区50～100次。

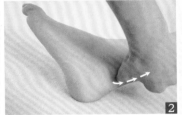

3 按摩者以拇指持续点按被按摩者足三里、三阴交、地机、隐白、太冲、涌泉各30～50次，再帮助被按摩者放松下肢。

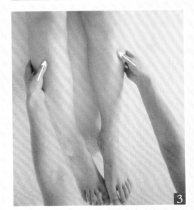

更年期综合征

功效

醒脑安神，镇痛除烦。

取位

大脑反射区、脑垂体反射区、肾脏反射区、心脏反射区、脾脏反射区、肝脏反射区、腹腔神经丛反射区、足外侧生殖腺反射区、失眠点、涌泉、昆仑、申脉、太冲、行间、侠溪、阳陵泉、足三里。

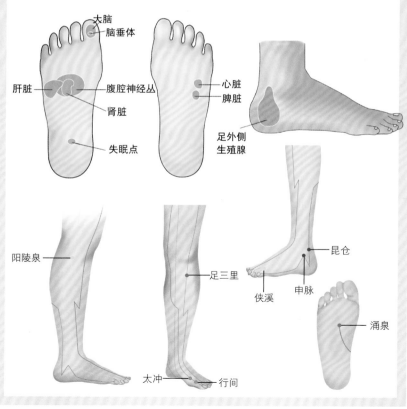

大脑
脑垂体
肝脏
腹腔神经丛
肾脏
失眠点
心脏
脾脏
足外侧生殖腺
阳陵泉
足三里
昆仑
侠溪
申脉
太冲
行间
涌泉

按摩方法

1. 按摩者以屈食指点法向下用力按揉被按摩者大脑反射区、脑垂体反射区各50～100次。

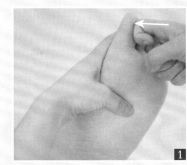

2. 按摩者以屈食指点法稍用力点按被按摩者肾脏反射区、心脏反射区、脾脏反射区、肝脏反射区各50～100次，再以双指刮法从足趾向足跟刮腹腔神经丛反射区50～100次。

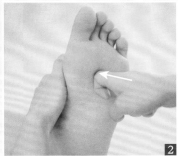

3. 按摩者以食指刮压法按足踝至足跟方向刮被按摩者足外侧生殖腺反射区50～100次，再以掌心擦涌泉数次至局部发热。

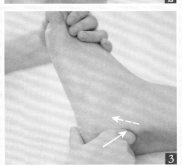

4. 按摩者以握拳点法点揉昆仑、申脉各50～100次，按压太冲、行间、侠溪、阳陵泉、足三里各50～100次，再以双指点按法施力按压失眠点100次。

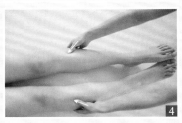

阳痿

功效

补肾纳气。

取位

肾脏反射区、脑垂体反射区、甲状腺反射区、脾脏反射区、肝脏反射区、上身淋巴结反射区、足外侧生殖腺反射区、涌泉、三阴交、太冲、公孙、太溪。

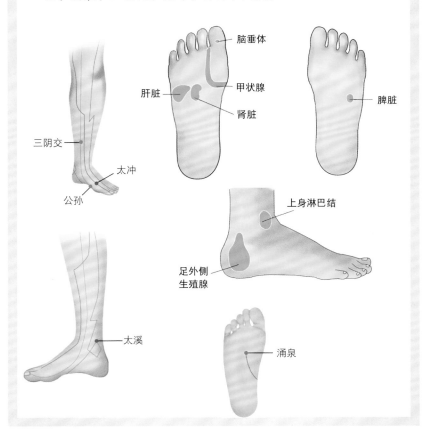

脑垂体

肝脏

甲状腺

肾脏

脾脏

三阴交

太冲

公孙

上身淋巴结

足外侧
生殖腺

太溪

涌泉

按摩方法

1. 按摩者用掌心搓擦被按摩者足踝关节以下部位至局部发热，再以拇指按揉肾脏反射区、脑垂体反射区、甲状腺反射区各50～100次。

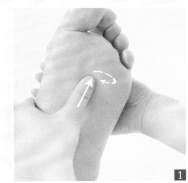

2. 按摩者以拇指沿足趾至足跟按压脾脏反射区50～100次，再以双指刮法沿足跟到足趾刮压肝脏反射区50～100次。

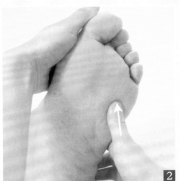

3. 按摩者轻轻牵拉被按摩者踝关节，待踝部放松时，以屈食指点法按揉上身淋巴结、足外侧生殖腺反射区，再以拇指指腹推法沿足跟向足趾方推涌泉30～50次。

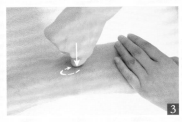

4. 按摩者以握拳点法点压被按摩者三阴交、太冲、公孙、太溪各30～50次，再一手持被按摩者一足踝，另一手持足掌旋转踝关节3分钟。

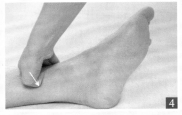

遗精

功效

温煦肾阳，畅达气血，强肾纳气。

取位

腹腔神经丛反射区、肾脏反射区、大脑反射区、脑垂体反射区、生殖腺反射区、足外侧生殖腺反射区、前列腺反射区、尿道反射区、太溪、太冲、然谷、公孙、至阴、中封、三阴交。

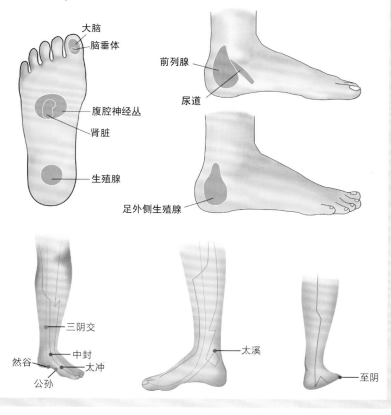

大脑
脑垂体
前列腺
尿道
腹腔神经丛
肾脏
生殖腺
足外侧生殖腺
三阴交
中封
然谷
太冲
公孙
太溪
至阴

按摩方法

1. 按摩者以拇指指腹推法自中央至两侧推压被按摩者足底至局部发热，再以双指点按法按摩腹腔神经丛反射区50～100次。

2. 按摩者以单指钳法沿被按摩者足趾至足跟方向慢慢压刮肾脏反射区50～100次。

3. 按摩者以屈食指点法按压大脑反射区50～100次，用力按揉脑垂体反射区50～100次。

4. 按摩者以屈食指点法顶压被按摩者足底部生殖腺反射区50～100次，再以食指刮压法自足跟向足尖方向施力刮压前列腺反射区、尿道反射区、足外侧生殖腺反射区各50～100次。

5. 按摩者以拇指按压被按摩者太溪、太冲、然谷、公孙、至阴、中封、三阴交各30～50次，再用手指牵拉各个足趾。

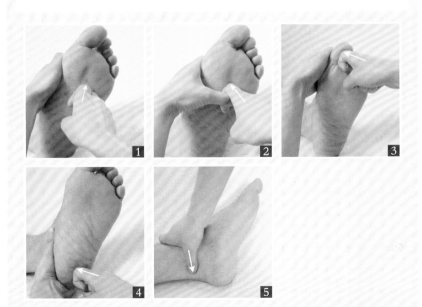

前列腺增生

功效

益肾补阳。

取位

肾上腺反射区、肾脏反射区、输尿管反射区、膀胱反射区、前列腺反射区、生殖腺反射区、足外侧生殖腺反射区、上身淋巴结反射区、涌泉、然谷、太溪、太冲、行间。

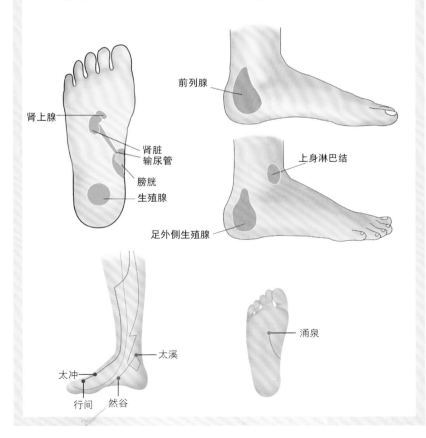

肾上腺

肾脏
输尿管

膀胱

生殖腺

前列腺

上身淋巴结

足外侧生殖腺

太溪

太冲

行间　然谷

涌泉

按摩方法

1. 按摩者将双手搓热，揉搓被按摩者小腿数遍至局部发热，再以屈食指点法点按肾上腺反射区、肾脏反射区、输尿管反射区、膀胱反射区各50～100次。

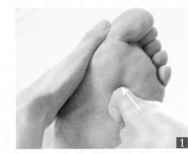

2. 按摩者以屈食指点法顶压被按摩者足底部生殖腺反射区50～100次，再以食指刮压法刮压前列腺反射区、足外侧生殖腺反射区各50～100次。

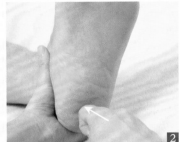

3. 按摩者轻轻牵拉被按摩者踝关节，待踝部放松时，以屈食指点法按揉上身淋巴结反射区50～100次，再以拇指指腹推法沿足跟向涌泉反复推搓30～50次。

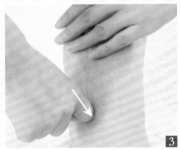

4. 按摩者以拇指按揉被按摩者然谷、太溪、太冲、行间各30～50次，再以螺旋状方式由下往上揉按其腿部数次，最后以空拳自上而下叩击足底前跖部30次。

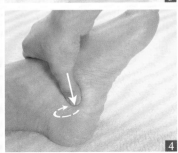